DU TRAITEMENT

DE

LA RAGE ET DE LA LÈPRE

PAR LE HOÀNG-NÀN

NOTES D'UN MISSIONNAIRE

LYON

IMPRIMERIE PITRAT AINÉ

4, RUE GENTIL, 4

1875

DU TRAITEMENT

DE

LA RAGE ET DE LA LÈPRE

PAR LE HOÀNG-NÀN

DU TRAITEMENT

DE

LA RAGE ET DE LA LÈPRE

PAR LE HOÀNG-NÀN

NOTES D'UN MISSIONNAIRE

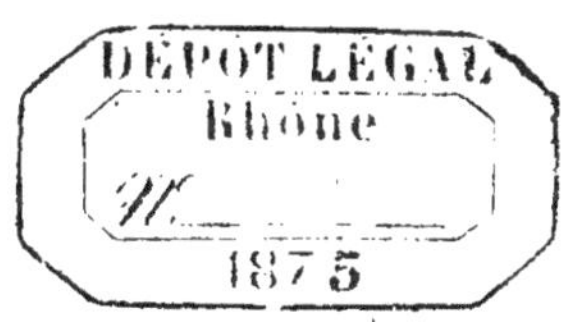

LYON

IMPRIMERIE PITRAT AINÉ

4, RUE GENTIL, 4

—

1875

Les notes qui suivent, sur les remèdes usités au Tong-King, contre la rage et la lèpre, ont été publiées dans *Les Missions catholiques*. Comme ces maladies, la seconde surtout, ne sont que trop fréquentes dans la plupart de nos missions, j'ai pensé être agréable à mes chers confrères en faisant, à leur intention, un tirage spécial de ces notes.

Quelques-uns d'entre eux ont eu peut-être l'occasion de faire des observations sur ces maladies ou d'entendre parler de remèdes analogues à ceux qui font l'objet de cette notice ; je leur serai reconnaissant s'ils veulent bien me communiquer, avec des détails aussi circonstanciés que possible, leurs propres renseignements.

J'ai l'honneur d'être, en union de prières,

Votre très-humble et très-dévoué confrère,

E. C. LESSERTEUR.

DU TRAITEMENT

DE

LA RAGE ET DE LA LÈPRE

PAR LE HOÀNG-NÀN

I

LA RAGE

I. — Mgr Retord, vicaire apostolique du Tong-King occidental, fit connaître, il y a déjà bien des années, à une société savante de France, un remède contre la rage. Ce remède, sans analogie avec celui dont nous parlerons tout à l'heure, fut négligé, nous ne savons pourquoi. Il est aujourd'hui à peu près oublié. Nous croyons utile de le rappeler ici, car, pour nous, son efficacité, *avant le premier accès*, n'est point douteuse. Il a pour base la stramoine *(Datura stramonium)*, connue vulgairement sous le nom de « pomme épineuse » (en annamite, *cà dôc dzuoc)*. Il suffit de boire une décoction de feuilles de stramoine pour provoquer l'accès de rage. Mais cet accès, d'ordinaire assez bénin, est suivi de la guérison. C'est ainsi que le vaccin fait sortir la variole pour en détruire le virus.

Lors de son voyage en France, il y a une vingtaine
d'années, M. Le Grand de la Lyraie, qui avait été missionnaire au Tong-King et qui connaissait l'efficacité de
ce remède, chercha à le vulgariser dans le cercle assez
restreint de ses amis [1]. La guérison remarquable que nous

[1] Quelques mois avant son retour en France, à la date du 18 août 1854,
M. Le Grand écrivit, sur ce sujet, une lettre fort détaillée, en réponse à
un questionnaire qui lui avait été adressé par le Conseil de l'Œuvre de la
Propagation de la Foi. Nous en détachons les passages les plus importants.

« Il existe au Tong-King un remède efficace contre la rage. Tous les
missionnaires peuvent en citer des effets, et un grand nombre l'ont employé
eux-mêmes : Mgr Gauthier, Mgr Masson, Mgr Jeantet, etc. C'est de M. Char-
rier, ancien missionnaire au Tong-King, aujourd'hui notre procureur à
Paris, que nous avons tous reçu la recette ; le premier, il en avait eu le
secret.

« Mgr Masson m'a raconté l'histoire d'une jeune fille nouvellement entrée
à la maison des Sœurs de Xa-doai, où il habitait lui-même. Elle fut mordue
par un chien enragé. On l'enferma et on lui fit boire la médecine. L'accès
se déclara, et la malade fut délivrée. Je l'ai vue un an après ; l'accident
n'avait laissé chez elle aucune trace.

« J'ai à mon service un catéchiste qui a été mordu, il y quelques années.
De deux autres personnes qui furent mordues après lui, l'une fut grave-
ment malade, et l'autre, n'ayant pris aucune médecine, mourut Mon catéchiste ne perdit pas de temps. On lui fit prendre de la poudre d'anis étoilé,
autant qu'il en peut tenir, à haut mulon, sur un sou français ; en même
temps il avala de l'eau, où l'on avait fait infuser une petite poignée de stramoine. L'accès se déclara, et le malade fut délivré pour toujours.

« Le seul ingrédient essentiel dans le remède employé ici contre la rage,
c'est la stramoine, dont on fait infuser les feuilles vertes ou sèches. Vertes,
elles ont plus de force ; mais il est prudent, avant de les faire infuser, de
les ébouillanter pour en diminuer l'âcreté et les propriétés vénéneuses. Il
y a deux espèces de stramoine : l'une blanche, l'autre violette ou rougeâtre ;
celle-ci est la meilleure. J'ai sous les yeux une fleur de stramoine blanche
le calice, à cinq divisions caduques et au pied involucré, est très-long et
ne s'élargit qu'à sa partie supérieure ; il a une longueur totale de 13 à 14 cen-
timètres. Il a 5 étamines. Son fruit est une pomme hérissée d'épines légè-
rement convergentes.

« Les symptômes rabiques ont ici le même caractère qu'en Europe, et
sont déterminés par les mêmes causes. Mais il n'est pas impossible que la
différence du sang, provenant d'une nourriture de riz ou d'une nourriture
de froment, différence qui peut consister dans la chaleur, la vivacité, la
propriété glutinante, etc., n'établissent des particularités qui échappent à mon
appréciation. Il n'est pas impossible non plus que la différence du climat,
d'un climat ordinairement humide et chaud et d'une autre température,
n'offre des diversités d'effets.

allons rapporter, fut la suite de la communication qu'il avait faite.

En 1869, un membre fort honorable du clergé de Paris fut mordu à la main par un petit chien qui mourut trente heures après, dans les convulsions de la rage la mieux caractérisée. Dès le lendemain, les premiers symptômes de la terrible maladie se déclarèrent par des fourmillements d'abord presque insensibles, qui augmentèrent d'intensité les jours suivants. Nous ne décrirons pas les diverses phases par lesquelles passa le malade durant les six semaines de sa maladie ; il les a lui-même racontées dans une lettre rendue publique. Nous nous contenterons de remarquer qu'il eut recours, dès le début, à tous les remèdes indiqués dans les livres de médecine tant anciens que modernes. Au nombre de ces remèdes, il employa de bonne heure, à faible dose, la stramoine signalée par M. Le Grand, comme jouissant d'une vertu curative incontestable. Toutes les fois qu'il l'employa, les progrès du mal s'arrêtèrent quelques heures, et même quelques jours. Puis le mal reprenait son cours, plus terrible à mesure qu'il avançait davantage. Il arriva au point que le dénoûment fatal apparut inévitable, et l'accès prochain. A ce moment, le malade s'arma d'une suprême énergie, et se mit à mâcher une forte pincée de feuilles sèches de stramoine, dont il avala le jus ; après quoi, il écrivit ses dernières dispositions. L'effet ne se fit pas attendre. Au bout d'une demiheure, l'accès éclata, non point violent comme un accès de rage ordinaire, mais plutôt semblable à un transport au cerveau. Le lendemain, le malade était guéri.

II. — Mgr Gauthier connaît depuis longtemps l'efficacité de la stramoine, et n'hésite pas, néanmoins, à

envoyer une autre recette « qui est, dit-il, encore plus efficace. » En effet, ce nouveau remède opère la guérison
même après que l'accès est déclaré, et il agit avec
moins de violence que la stramoine.

Les éléments qui entrent dans sa composition sont les
suivants :

    1° Alun *(Phèn)*. 1/5
    2° Réalgar *(Hùng-hoang)* 2/5
    3° *Hoàng-nàn*. 2/5

Ce dernier est l'élément principal ; à défaut des deux
autres, il peut être employé seul. Nous dirons plus loin
ce que c'est que le hoàng-nàn.

Voici le mode de préparation. On réduit en poudre le
mélange, on délaie cette poudre dans du vinaigre (le vinaigre annamite est de force médiocre), et on en forme
des pilules d'un peu plus d'un centimètre de diamètre.

A l'aide d'un peu de vinaigre, on fait avaler au malade
d'abord une pilule, puis deux un instant après, et l'on
augmente graduellement le nombre, jusqu'à ce que le
malade éprouve un malaise général, des crispations des
mains et des pieds, des vertiges et surtout des mouve-
ments nerveux de la mâchoire. A ce moment l'effet est
obtenu. Il faut proportionner la quantité du vinaigre
à la dose de la médecine, car le vinaigre est nécessaire pour faire dissoudre rapidement les pilules dans
l'estomac.

Il arrive souvent que le virus ne s'inocule pas dans
le sang de la personne mordue ; la morsure est alors
sans gravité. Nous n'avons pas en France le moyen
de discerner tout d'abord, entre les morsures, celles
qui ont un caractère rabique. Or, le remède que nous
indiquons a pour premier résultat de faire connaître avec
certitude si la morsure a communiqué le virus. Dans le

cas où il n'y a pas eu inoculation, deux grammes du remède, trois au plus, suffiront pour produire les accidents dont nous venons de parler : on peut être alors sans inquiétude et traiter la morsure comme une morsure ordinaire. Dans le cas contraire, c'est-à-dire si le virus a été inoculé, on prendra impunément plusieurs grammes avant que l'effet se manifeste.

Ce remède est infaillible avant le premier accès, et il manque rarement son effet *même quand l'accès est déjà déclaré*, si le malade n'éprouve pas encore de répulsion pour le grand air et pour l'approche de l'homme. Dans ce dernier cas, il faut agir énergiquement et administrer aussitôt une dose très-forte, qu'on augmentera jusqu'à ce que le malade jette de l'écume et éprouve le malaise que nous avons mentionné.

Si le remède agissait trop violemment, par l'imprudence de celui qui l'a administré, ou parce qu'il n'y a pas eu inoculation du virus, on peut en atténuer les conséquences en faisant prendre au malade une infusion de racine de réglisse, antidote précieux contre le hoàng-nàn, de même que contre la stramoine.

Mgr Gauthier n'a pas jugé nécessaire, pour appuyer son affirmation, de citer beaucoup de cas de guérison ; il se borne à raconter, en passant et sans aucun détail, le fait d'un jeune homme de son voisinage qui venait d'être guéri par l'emploi de ce remède.

D'autre part, M. Perrier, missionnaire au Tong-King depuis plus de vingt ans, nous a assuré avoir guéri une jeune fille de quatorze ans, du village de Xuàn-Yên (province du Nghé-An). Elle était en plein accès de rage lorsque le missionnaire arriva. Il lui fit administrer d'abord trois grosses pilules (plus de 4 grammes), et bientôt après deux autres (environ 3 grammes). A ce moment, la jeune fille tomba à la renverse comme foudroyée, aussi froide que le marbre. Au bout d'un quart d'heure, la léthargie durant toujours, on lui desserra les dents pour lui faire prendre deux cuillerées d'une décoction de lentilles. Quelques instants après, la malade se releva et demanda à manger ; elle était radicalement guérie. Le missionnaire l'a revue, dix ans plus tard ; elle était mariée et mère de plusieurs enfants.

Le hoàng-nàn est un arbrisseau qui offre, dit-on, quelque analogie avec le lierre ; il se trouve sur les montagnes, particulièrement dans les terrains calcaires. L'écorce du hoàng-nàn est recouverte d'une poussière rougeâtre qui contient un poison subtil dans lequel consiste la vertu du remède. C'est cette poussière seulement que l'on emploie, et non la partie ligneuse de l'écorce qui est de nulle efficacité.

Le hoàng-nàn croît surtout dans les montagnes du Ngan-Ca en Nghé-An, et dans la province de Thanh-Hoa. On le trouve aussi dans beaucoup d'autres provinces du royaume annamite, mais d'une qualité qui paraît être inférieure. Mgr Gauthier assure que, de la seule province du Nghé-An, on pourrait en exporter annuellement plusieurs quintaux.

Nous tenons à ajouter, avant de terminer cet article, que le hoàng-nàn guérit la morsure de tous les serpents venimeux, de la même façon que celle des chiens enragés. Il est nécessaire de l'employer alors à une dose d'autant plus élevée que la morsure est plus dangereuse. Un nommé Thuyên, élève en théologie et versé dans la médecine du pays, en fit prendre une fois treize pilules, dans l'espace d'une demi-heure, à quelqu'un qui avait été mordu par la vipère noire ; il fut assez heureux pour neutraliser l'effet du venin.

II

LA LÈPRE

En signalant les nombreux effets du hoàng-nàn, nous nous exposons à provoquer la défiance ; mais son efficacité multiple nous paraît si incontestable, d'après les témoignages qui nous l'ont assuré, et d'après ce que nous avons pu constater nous-même de nos propres yeux, que nous ne croyons pas devoir nous taire.

Le hoàng-nàn est employé avec succès pour guérir les ulcères, les affections cancéreuses et syphilitiques, et même la lèpre, dans le traitement de laquelle les remèdes essayés jusqu'ici n'ont donné que des résultats fort peu satisfaisants. Nous ne pouvons affirmer que le remède soit toujours infaillible, mais nous avons des preuves non douteuses qu'il est très-efficace. Nous citerons plus loin quelques faits à l'appui de notre assertion.

Avant d'indiquer le traitement de cette maladie, précisons bien ce que nous entendons sous le nom de lèpre, et faisons connaître sommairement la situation et les mœurs des lépreux au Tong-King.

I. — Les médecins tonquinois distinguent jusqu'à trente-six espèces de lèpre. Les deux plus communes s'attaquent principalement aux pieds et aux mains. La première opère sans qu'il y ait suppuration, et souvent elle disparaît après avoir fait tomber les uns après les autres tous les doigts des mains et des pieds.

La seconde, que nous avons surtout en vue et qui est

fort répandue dans tout l'extrême Orient, se manifeste
par des ulcères épouvantables, surtout aux pieds et aux
mains. Lorsque ces membres sont complétement rongés
et qu'il n'en reste plus que des tronçons informes, les
ulcères gagnent le reste du corps et répandent au loin
une insupportable odeur. C'est, pensons-nous, la maladie
désignée par les médecins sous le nom de lèpre grecque.

Elle est héréditaire. Les enfants la contractent
d'ordinaire à l'âge de puberté : les premiers symptômes se déclarent le plus souvent par un engourdisse-
ment aux poignets. Il peut arriver que, durant plusieurs générations, les garçons seuls sont atteints,
tandis que les filles en sont préservées, ou *vice versâ*.
Nous avons connu une lépreuse qui s'était fixée sur le
bord du grand chemin, non loin du séminaire de Hoàng-
Nguyên (Source jaune), dans la province de Ha-Noï.
Son père était mort de la lèpre, et, aussi loin que remon-
taient les traditions de la famille, les garçons en avaient
toujours été atteints, et les filles préservées. Elle était
la première qui eut dérogé à cette loi bizarre. A l'âge
de douze ans, elle avait eu la petite vérole ; peu de temps
après, à la suite d'un repas où elle mangea de la viande
de bœuf (cette viande est très-rare au Tong-King et assez peu estimée, on ne mange ordinairement que de la
viande de porc), elle commença à ressentir comme de
fortes démangeaisons dans la moelle des os. Les souf-
frances devinrent bientôt intolérables, au point qu'elle
ne pouvait plus prendre aucun repos. La pauvre enfant
passait ses jours et ses nuits à pleurer et à gémir. Au
bout de quelque temps, elle perdit une articulation d'un
de ses doigts, qui tomba d'elle-même sans douleur ; dans
l'espace d'une année, elle perdit, lambeau par lambeau,
les mains et les pieds ; après quoi, la maladie suspendit

son cours. Depuis lors elle ne souffre plus, et le reste de son corps est sain. Elle passe ses journées à prier pour le Saint-Père et pour les principales œuvres de la mission. C'est ainsi que s'écoule paisiblement son existence monotone dans une misérable hutte que la charité lui a élevée. Il est touchant de la rencontrer parfois se rendant le dimanche ou les jours de fête à l'église voisine, portée sur les épaules de quelqu'une de ses sœurs. Elle a toujours le visage souriant ; jamais le moindre sentiment d'aigreur n'altère le calme de son âme. Ce sont ses parents qui, à l'aide des aumônes qu'elle recueille, lui préparent sa chétive nourriture. Aucune de ses sœurs n'a été atteinte de cette terrible maladie.

La lèpre n'est pas seulement héréditaire, elle est contagieuse ; et c'est ce qui explique le nombre fort considérable des lépreux au Tong-King. A tort ou à raison. les Tonquinois prétendent que la maladie se gagne plus facilement au moment où un lépreux rend le dernier soupir ; de même, si l'on marche de grand matin à la rosée sur un tumulus qui recouvre le corps d'un lépreux (dans ce pays, tout le monde marche pieds nus). Nous ne citons ces dires des indigènes qu'à titre de renseignements, sans nous porter garant de leur valeur. De quelle façon et sous quelle influence cette maladie se communique-t-elle ? C'est ce que nous sommes incompétent à établir. Toujours est-il qu'il est des personnes, par exemple les proches parents, qui passeront toute leur vie avec des lépreux, sans contracter leur mal, et d'autres qui, pour avoir touché un lépreux une seule fois ou s'être assis quelques instants auprès de lui, en seront atteints.

Les lépreux se comptent par milliers au Tong-King : on en rencontre tout le long des grands chemins et dans

presque tous les villages, demandant l'aumône. En ou-
tre dans les provinces de premier ordre, à côté du
chef-lieu, se trouve une léproserie où la munificence
royale entretient, au moins en partie, quelques-uns de
ces malheureux plus privilégiés. Ces léproseries sont
organisées à l'instar des municipalités, et forment autant de petites républiques qui ne manquent pas d'importance dans le pays. Les ressources fournies par le
roi, n'étant pas suffisantes pour leur subsistance, ces
lépreux se procurent ce qui leur manque en recourant
à la charité publique dans la ville et les marchés voisins
et en exploitant de la manière la plus tyrannique l'hor-
reur qu'ils inspirent. Se prépare-t-il quelque festin de
noces, de funérailles, ou d'anniversaire, surtout dans
les familles aisées, aussitôt ils envoient réclamer une
subvention extraordinaire, que l'on ne peut refuser sans
s'exposer aux plus graves désordres de leur part. Un
trait suffira pour en donner une idée.

Un grand mandarin de la province de Ha-Noï venait
de perdre son père. Pour satisfaire aux exigences des
rites, il prépara un grand festin. Le chef de la léproserie
voisine lui députe sans tarder deux de ses subordonnés
fort bien vêtus et d'un extérieur presque irréprochable.
Ceux-ci se présentent chez le mandarin, et lui demandent
aussi courtoisement que possible, de la part de leur chef,
ce qu'il a l'intention de leur donner, pour qu'ils ne vien-
nent pas troubler la cérémonie des funérailles. Le mandarin, dont cette proposition offense la fierté, les reçoit
brusquement et les fait éconduire. Le jour des obsèques
venu, des tables nombreuses furent dressées dans le pa-
lais; les parents du mandarin et les lettrés de toute la
province arrivèrent en foule pour rendre leurs der-
niers devoirs au défunt et prendre part au banquet

funéraire. Mais, à peine le sacrifice qui devait précéder le festin était-il commencé, qu'une foule nombreuse de lépreux déguenillés et couverts de plaies révoltantes envahit les appartements où les tables étaient préparées ; et, à un signal donné, chacun prend place à une table (au Tong-King, il y a une table par quatre convives). Le sacrifice terminé, grande fut la surprise de l'ordonnateur du banquet, à la vue de tous ces misérables. Il entra dans une fureur impossible à décrire ; mais ce fut en vain, le mal était déjà irrémédiable, et tous, parents ou amis s'empressèrent de fuir, sans vouloir toucher aux mets. Les lépreux étaient vengés. En pareille circonstance, des gens mieux avisés seraient entrés en accommodement avec les délégués de la léproserie et leur auraient donné vingt, trente ou quarante ligatures, selon le degré de solennité de la fête.

Une autre industrie des lépreux consiste à épier le moment de l'arrivée au port d'une barque de commerce. A peine celle-ci a-t-elle jeté l'ancre, que quelques-uns d'entre eux accourent réclamer une aumône, ou plutôt prélever leur impôt, et ne se retirent qu'après l'avoir obtenu.

De même, dans la ville près de laquelle se trouve située la léproserie, les marchands sont obligés de leur payer chaque année un revenu proportionnel à l'importance de leur commerce, pour qu'ils n'entrent pas dans leur magasin surtout les jours de marché, ce qui ferait fuir les acheteurs.

Les lépreux qui habitent les léproseries extorquent les aumônes de mille autres manières ; nous pourrions multiplier les traits, si nous ne craignions d'entraîner le lecteur trop loin du but que nous nous sommes proposé. L'argent ainsi recueilli est partagé entre tous, et l'on comprend que, grâce à cette odieuse spéculation, ils puissent se procurer un certain bien-être qui ne contribue pas peu à développer leurs habitudes de paresse et d'oisiveté.

II. — Voici maintenant la manière d'employer le hoàng-nàn dans le traitement de la lèpre. Nous ferons remarquer que ce remède est encore fort peu connu au Tong-King, même des missionnaires; c'était, jusqu'à ces dernières années, un secret de famille.

Le remède se prépare de la même façon que pour le traitement de la rage, avec cette différence que l'on peut employer, non-seulement la poussière rougeâtre dont nous avons parlé, mais encore toute la couche rugueuse sur laquelle elle repose et qui adhère à la partie ligneuse de l'écorce. Il n'est pas nécessaire de la réduire en poudre impalpable. Les pilules se délaient avec du vinaigre, auquel on peut ajouter un peu de gluten, pour opérer la cohésion.

Les pilules s'administrent avec du vinaigre; prises avec l'arack (eau-de-vie de riz) ou toute espèce d'alcool, elles sont mortelles; aussi, pendant la durée du traitement et même après la guérison, faut-il s'abstenir de toute liqueur spiritueuse ainsi que de viande de bœuf ou de buffle, et en général de tout aliment échauffant.

On commence par administrer la moitié d'une pilule le matin et l'autre moitié le soir; le lendemain, une pilule le matin et une le soir, et ainsi de suite, en augmentant chaque jour d'une pilule le matin et d'une le soir, jusqu'à cinq ou six pilules à chaque dose; alors, on s'arrête pendant une dizaine de jours. Puis, on recommence comme la première fois, en tâchant d'arriver à une dose un peu plus élevée; mais il ne serait pas prudent d'en prendre pendant plus de sept ou huit jours consécutifs, surtout si le malade n'était pas très-robuste. A la fin, lorsque les plaies sont presque entièrement cicatrisées et qu'il ne reste plus qu'un petit point sanguinolent, il faut prendre une dizaine de pilules et en faire un cataplasme que l'on applique sur ce point; il suffira de le renouveler trois fois, en faisant le pansement une fois par jour, et la guérison sera complète.

Nous avons vu employer ce remède par M. Perrier, que nous avons déjà cité. C'était au village de So-Kien. Le lépreux qu'il traita avait déjà perdu tous les doigts des pieds et des mains, et avait les jambes et les bras couverts de plaies hideuses. Dès les premiers jours du traitement, les parties tuméfiées se dégorgèrent, puis la suppuration diminua, et bientôt les ulcères devinrent d'un beau rouge, de violet foncé qu'elles étaient auparavant. Au bout d'une quinzaine de jours, les plaies étaient en pleine voie de cicatrisation. A ce moment, nous quittâmes le village, et M. Perrier fut lui-même envoyé dans une autre province, quelques jours après. Nous avons, dans la suite, demandé des nouvelles de notre lépreux. Le missionnaire parti, il avait négligé de faire le remède jusqu'au bout, et la guérison était demeurée imparfaite.

M. Perrier a encore traité, à notre connaissance, un lépreux de la province de Son-Tay, dans les circonstances suivantes. Le missionnaire se trouvait à Bach-Lôc, sur la rive droite du fleuve. Un jour, la femme d'un lépreux qui jouissait d'une certaine aisance et qui habitait sur la rive gauche, dans la mission des PP. Dominicains espagnols, étant venue rendre visite au missionnaire et lui ayant parlé de la maladie de son mari, M. Perrier lui remit des pilules et lui indiqua le moyen de s'en

servir. Le remède réussit à merveille ; et, quelques semaines après, cette même personne venait remercier le
missionnaire ; elle lui racontait en même temps qu'ils
avaient donné un grand festin à tous leurs parents
et amis en marque de réjouissance. Le missionnaire
demanda si le malade avait bu de l'arack (dans tout
festin on en fait d'ordinaire grande consommation).
Elle répondit que son mari, se voyant guéri, n'avait
pas cru nécessaire de s'en abstenir plus longtemps.
M. Perrier ne laissa pas voir son mécontentement,
et lui recommanda de veiller à ce que son mari s'en
abstînt encore plusieurs mois. Mais c'était trop tard ;
quelques jours après, il reçut la nouvelle de la mort
de ce malheureux.

Sans avoir été couronnées d'un entier succès, ces ex-
périences prouvent que le hoàng-nàn agit énergiquement
contre la lèpre, et que, par un traitement intelligent, il
pourrait, sinon obtenir toujours une guérison radicale,
au moins améliorer considérablement l'état du malade.

Bien que, sous ce rapport, il soit de moindre utilité
dans nos climats tempérés où la lèpre ne se rencontre
que très-rarement et d'une manière accidentelle, il pourrait être cependant employé avec avantage dans le traitement des affections cancéreuses et des ulcères rebelles
à toute autre médication. Mgr Gauthier nous fournit, à
ce sujet, l'autorité de sa propre expérience : « En juillet
dernier, nous écrivait récemment ce prélat, mon orteil
s'en allait en pourriture par suite de la morsure d'un
animal venimeux. Cette plaie me faisait souffrir depuis
plusieurs mois, sans qu'aucun remède eût réussi à la
guérir. Or, douze heures après avoir pris environ trois
grammes de hoàng-nàn, je remarquai un mieux très-
sensible. J'en pris ainsi une fois par jour pendant quatre

jours. La guérison fût si complète, que, pour en avoir pris une cinquième fois, je m'en trouvai fort incommodé, comme cela arrive aux personnes saines. Ce malaise se dissipa naturellement au bout de quelques heures. »

Nous ne doutons donc pas que ce remède ne puisse être utilisé, même en France. Mais, c'est dans nos colonies, spécialement dans les pays chauds, où les maladies de peau et les plaies sont si nombreuses, qu'il est appelé, pensons-nous, à rendre le plus de services. Nous le recommandons en particulier aux religieuses chargées du soin des hospices en ces pays lointains et à tous les missionnaires. Quelle carrière ouverte à leur charité, et quelle arme précieuse entre leurs mains, si, en guérissant les corps, elle les aide à sauver les âmes !

FIN

LYON. — IMPRIMERIE PITRAT AINÉ, RUE GENTIL, 4.

www.ingramcontent.com/pod-product-compliance
Ingram Content Group UK Ltd.
Pitfield, Milton Keynes, MK11 3LW, UK
UKHW020141080726
13614UKWH00005B/2345